APPAREIL AXIAL

POUR LE

TRANSPORT DES BLESSÉS OU MALADES

EN CAMPAGNE

PAR

E. GAVOY

Médecin principal de 2ᵉ classe

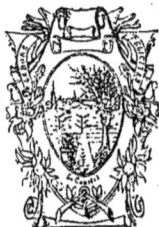

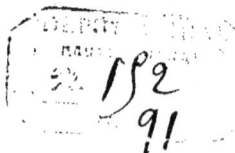

LIMOGES

IMPRIMERIE-LIBRAIRIE Vᵉ H. DUCOURTIEUX

7, RUE DES ARÈNES, 7

—

1891

APPAREIL AXIAL

POUR LE

TRANSPORT DES BLESSÉS OU MALADES EN CAMPAGNE

203

APPAREIL AXIAL

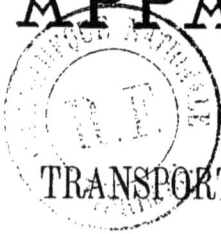

POUR LE

TRANSPORT DES BLESSÉS OU MALADES

EN CAMPAGNE

PAR

E. GAVOY

Médecin principal de 2ᵉ classe

❖

LIMOGES

IMPRIMERIE-LIBRAIRIE Vᵉ H. DUCOURTIEUX

7, RUE DES ARÈNES, 7

—

1888

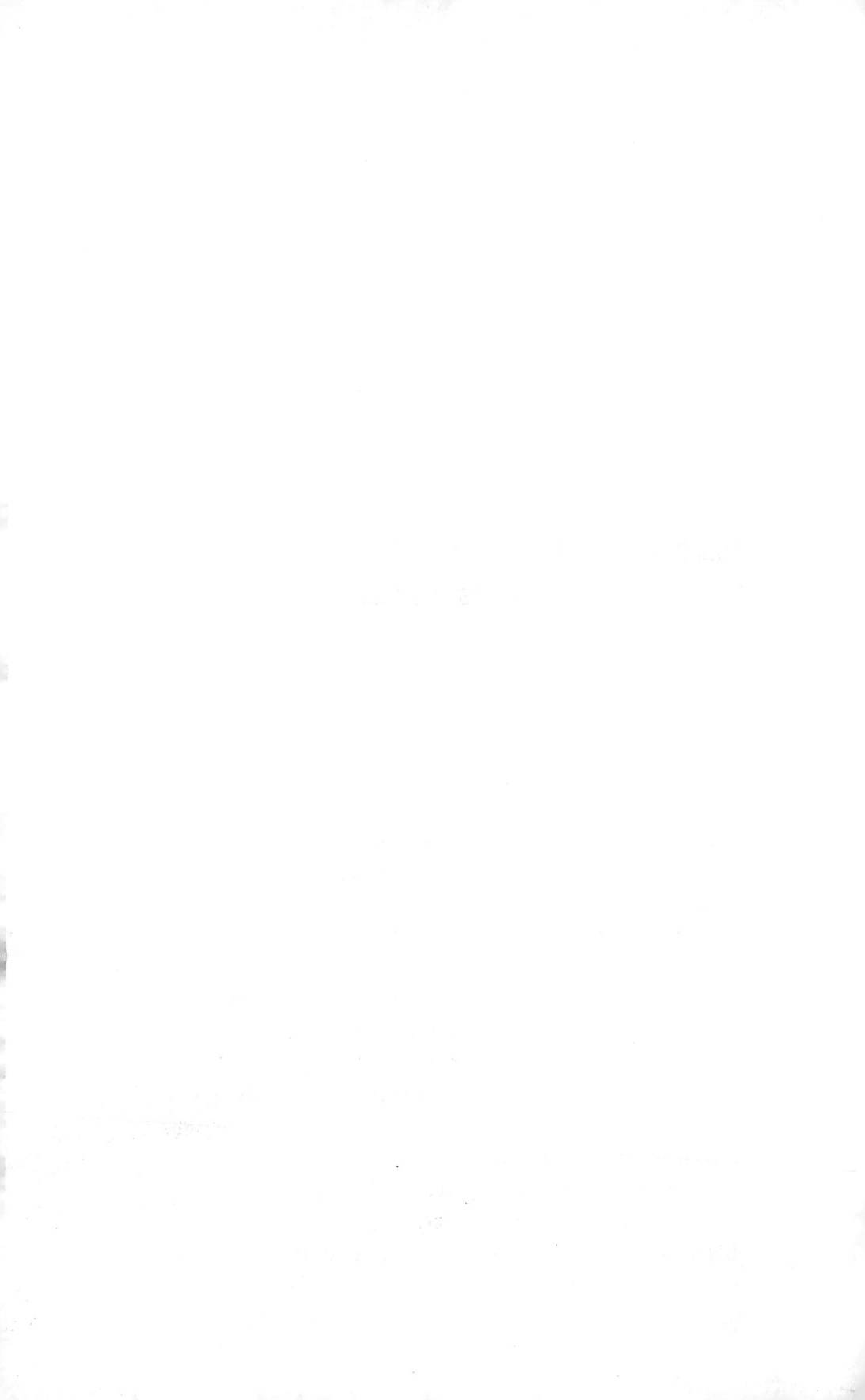

APPAREIL AXIAL

POUR

L'AMÉNAGEMENT DES WAGONS DE TOUS TYPES EN TRAINS SANITAIRES

Adveniet !... suo tempore ...

La situation des soldats blessés sur le champ de bataille en défendant l'indépendance de la patrie et l'intégrité du territoire, mérite au plus haut degré la plus vive sollicitude.

Au point de vue humanitaire, il importe de soustraire rapidement les blessés aux dangers imminents qui les entourent, aux intempéries, aux tortures de longues heures d'attente dans la douleur, aux angoisses d'une agonie lente dans l'abandon. Par conséquent, il est indispensable d'avoir la certitude que les blessés seront rapidement enlevés du lieu de la lutte et transportés en arrière de la zone d'action des combattants.

Au point de vue stratégique, il est nécessaire d'enlever et d'évacuer rapidement les blessés, pour laisser aux combattants toute indépendance, toute liberté dans leurs évolutions et toute facilité dans leurs approvisionnements de toute sorte.

Une troisième considération s'impose avec non moins de force et de valeur : c'est l'hygiène, avec le sombre tableau des hécatombes épidémiques, que l'encombrement et la présence d'un grand nombre de blessés au voisinage du champ de bataille font éclore dans les armées en campagne. Ces épidémies atteignent d'abord les troupes, se propagent dans les populations environnantes, envahissent toute la contrée et bientôt tout le pays ; les effectifs des armées en campagne fondent promptement sous leur influence plus meurtrière que les engins de l'ennemi.

Le seul moyen efficace que l'on puisse opposer à ces maux trop multiples est l'enlèvement immédiat des blessés, leur transport à l'arrière des troupes et leur dissémination dans l'intérieur du pays.

Loin du danger et du bruit de la lutte, le calme moral, la certitude de soins dévoués et empressés, la confiance dans l'avenir, hâteront la cicatrisation des blessures et le rétablissement de l'état général.

Le perfectionnement des armes de guerre des armées de l'avenir, leur longue portée, le tir rapide, le nombre immense des combattants en présence, permettent de préjuger que, dans la prochaine guerre, le nombre des blessés sera en dehors de toutes prévisions.

La question de la situation en campagne des soldats blessés sur le champ de bataille est donc d'un intérêt général. Tout Français, par lui-même ou par quelqu'un des siens, faisant partie des masses de combattants qui constitueront les armées de l'avenir, peut, pour sa quiétude morale, se préoccuper légitimement de savoir si les blessés recevront en temps opportun des secours prompts et suffisants; le pays en entier a le droit de s'assurer de l'efficacité des moyens prévus pour la conservation de ceux qui concourent à sa défense et à sa prospérité.

L'enlèvement immédiat des blessés dans les lignes de feu, les premiers soins nécessités par leur état et leur transport en arrière de la zone de combat, constituent l'importante attribution des trois échelons du *service de santé de l'avant* : le service régimentaire, l'ambulance et l'hôpital de campagne. Le personnel du service de santé de l'avant doit, par conséquent, posséder une organisation et une instruction pratiques qui lui donnent toutes les qualités nécessaires pour remplir les obligations si nombreuses et si difficiles de sa mission pendant le combat.

L'évacuation rapide des blessés et des malades de la zone des opérations des armées vers l'arrière, sur les hôpitaux de l'intérieur du pays, incombe au *service de santé de l'arrière*.

Le rôle du personnel du service de santé de l'avant est essentiellement actif et d'un dévouement absolu. Pour être efficace, il a besoin du concours et du fonctionnement parfait du service de santé de l'arrière, principalement du *transport d'évacuation*, sorte de carrefour où convergent tous les convois émanés du service de santé de l'avant. Son insuffisance déterminera un reflux des blessés jusque sur le champ de bataille et occasionnera l'encombrement.

Par conséquent, le service du *transport d'évacuation* doit posséder, comme qualité primordiale, la faculté de permettre une évacuation immédiate, rapide et proportionnelle à la quantité de blessés à évacuer. Il doit aussi placer les blessés dans une situation et une installation en rapport avec leur état et les soins qu'ils nécessitent pendant le trajet.

Les malades et les blessés qui peuvent voyager assis sont évacués dans des voitures à voyageurs et au besoin dans des wagons à marchandises, aménagés pour les troupes ; ceux qui doivent voyager couchés sont évacués au moyen de trains sanitaires permanents et de trains sanitaires improvisés sur la ligne d'opérations.

Le spécimen de *trains sanitaires permanents* construit par la Compagnie de l'Ouest, au prix de 85,000 francs, se compose de seize wagons de malades et de sept voitures de service. Ce train est plus théorique que pratique ; les fourgons pour la cuisine, la chirurgie, la pharmacie, la lingerie, etc., n'ont aucune utilité absolue, ces trains rencontrant sur leur trajet des infirmeries de gare, chargées de préparer le bouillon, les tisanes, les aliments nécessaires aux malades ou aux blessés traversant la gare dans des trains d'évacuation ; aucune opération, même la plus simple, ne peut être faite dans un train en marche, les blessés qu'il serait nécessaire d'opérer seront descendus dans ces infirmeries de gare. On ne peut de même pendant la marche du train faire aux blessés de grands pansements ou de grands renouvellements de linge ; on attendra l'arrêt du train à une infirmerie de gare.

En raison du petit nombre de wagons affectés aux blessés et aux malades, ces trains sanitaires permanents ne pourraient rendre des services efficaces qu'autant que leur nombre serait en rapport avec celui des blessés des armées de l'avenir ; mais un nombre considérable de trains sanitaires permanents ne pourrait circuler sur les voies ferrées, entre l'armée mobilisée et le pays, sans occasionner une grande gêne dans la marche des trains de munition ou de ravitaillement ; fatalement ces trains sanitaires permanents seraient garés et immobilisés dans les gares. Le transport d'évacuation ne peut compter sur ce mode de dissémination des blessés ; aussi la pensée du commandement, en construisant ce train sanitaire permanent, a été d'établir un modèle devant servir de type pour la construction de trains similaires par les sociétés de secours aux blessés, qui auront la charge d'étendre la dissémination des blessés dans l'intérieur seulement du pays, entre les divers hôpitaux et formations sanitaires des localités.

Les *trains sanitaires improvisés* sont constitués au moyen de wagons à marchandises aménagés avec l'appareil du colonel d'artillerie Bry, adopté en 1881 par la commission militaire supérieure des chemins de fer. Cet appareil présente de nombreux inconvénients; il est, sans contredit, le moins bon des appareils à suspension employés par les diverses puissances, ainsi que l'on peut aisément s'en rendre compte en lisant l'excellent travail de M. le Dr Redard sur les divers systèmes de suspension des brancards.

L'appareil Bry ne peut être dressé que dans l'intérieur des wagons couverts. Son aménagement est long et nécessite une modification préalable des parois du wagon, qui n'est pas applicable à tous les types de wagons à marchandises de toutes les compagnies de chemins de fer ; il exige des accessoires susceptibles d'être perdus ou détériorés en campagne. Enfin, la disposition des brancards ne permet pas, ou permet difficilement, au personnel médical et aux servants de donner aux blessés pendant le trajet tous les soins qu'ils nécessitent, et de tenir constamment le plancher du wagon dans un parfait état de propreté.

Comme appareil de campagne, l'appareil Bry présente, en outre des inconvéniens relatifs à l'installation des blessés, le défaut capital de nécessiter pour son emploi un matériel préparé d'avance, des accessoires et de ne pouvoir être dressé sur un wagon plate-forme. Ce type de wagons, employé en temps normal par les compagnies pour le trafic, fera assurément partie, en temps de guerre, de tous les trains de ravitaillement envoyés aux armées mobilisées; il serait avantageux, pour la formation des trains sanitaires, de pouvoir utiliser ces plates-formes à leur retour pour le transport des blessés.

L'appareil Bry a de plus l'inconvénient sérieux d'occuper, lorsqu'il est monté, tout l'intérieur du wagon. Après avoir déchargé les blessés, on est obligé de démonter l'appareil Bry, si l'on désire employer les wagons pour la constitution d'un train de munitions ou de troupes. Il arrivera donc fatalement qu'à l'arrivée d'un train sanitaire improvisé, le commandement s'emparera des wagons pour former un train de ravitaillement; les appareils Bry seront déposés sur les quais des gares et ne retourneront pas à leur point de départ, ou bien, le démontage et le remontage successifs entraîneront des détériorations des moyens de suspension des traverses et rendront promptement l'application de l'appareil Bry défectueuse, sinon impossible.

Il serait plus pratique d'avoir un appareil qui s'adapte à tous les types de wagons de toutes les compagnies, *couverts* ou *découverts*, sans aucune modification préalable des parois des wagons et sans le concours d'aucun accessoire; pouvant se *plier* pour rendre l'intérieur du wagon disponible après le déchargement des blessés. Cet appareil permettrait, par conséquent, d'utiliser tout le matériel des trains de ravitaillement; les wagons chargés de munitions, de vivres ou de troupes s'en retourneraient chargés de blessés. L'appareil demeurant toujours accroché à l'intérieur des wagons, ce matériel ne ferait jamais défaut au moment de la constitution d'un train sanitaire.

Guidé par cette pensée, j'ai fait construire par la maison E. Chaput, de Limoges (1), un appareil de suspension axial qui répond à toutes ces données du problème ; il offre de plus l'avantage de permettre l'évacuation des blessés par les canaux, en s'adaptant avec la même facilité dans l'intérieur d'un bateau, *ponté* ou *non ponté,* et de donner la faculté d'improviser une ambulance sous tente dans une cour de gare ou à proximité d'un stationnement de troupes en temps de paix ou de guerre.

En dehors de ces avantages relatifs à sa construction, *l'appareil axial* présente les qualités suivantes :

1° Installation rapide ;

2° Préserver les malades ou blessés des trépidations, des oscillations verticales, des mouvements latéraux et des chocs brusques au départ et à l'arrêt ;

3° Laisser une circulation large et facile autour de chaque brancard ;

4° Permettre le chargement et le déchargement faciles de chaque blessé individuellement, sans troubler la stabilité de l'équilibre.

Toutes ces conditions primordiales sont réalisées, ainsi que l'ont démontré plusieurs essais particuliers et l'*unique expérience officielle* qui a été faite.

Description de l'appareil.

L'*appareil axial* (sans boulons ni ressorts en travail) se compose de deux arbres placés verticalement sur l'*axe médian longitudinal* du wagon, à une distance l'un de l'autre égale à la longueur de la toile du brancard. Ils supportent

---

(1) La maison E. Chaput a fait breveter l'appareil.

six lames en tôle d'acier D, disposées par paires en *trois étages,* terminées à leur extrémité par des griffes, destinées à accrocher les hampes des brancards. (Pl. I. Appareil ouvert et fermé).

Chaque arbre est en fer creux, de 4 centimètres de diamètre, et d'une longueur de 2 mètres ; l'extrémité supérieure porte une fourche A, dont la chape est traversée par la tête d'une vis, reliée à une douille B ; cette vis passe dans un écrou fixé dans l'intérieur de l'arbre. En faisant tourner la douille, on élève ou on abaisse la fourche, c'est-à-dire qu'on allonge ou on raccourcit la longueur de l'arbre, ce qui permet de l'ajuster à la hauteur de tous les types de wagons couverts. (Pl. I. Coupe de la fourche et de la douille).

L'extrémité inférieure de l'arbre s'engage dans une crapaudine F servant de socle, garnie de trois rondelles de caoutchouc. Une goupille permet à l'arbre de glisser dans la crapaudine, mais elle l'empêche de sortir complètement ; la face inférieure de la crapaudine est pourvue de saillies en pointe de diamant, pour lui donner prise sur le plancher et empêcher le pied de patiner. (Pl. I. Coupe de la crapaudine).

Les lames-supports ou leviers D sont en tôle d'acier, d'une longueur de 1 mètre sur 3 centimètres de largeur et 5 millimètres d'épaisseur. Ces lames sont mobiles autour d'un boulon-pivot *e*, rivé à l'arbre, qui passe à 23 centimètres d'une des extrémités des lames-supports ; on peut donc les élever ou les rabattre à volonté le long de l'arbre. Lorsqu'elles sont relevées, elles sont posées de *champ* dans une rainure d'une collerette E, rivée à l'arbre.

En examinant les détails représentés dans le plan de la collerette (Pl. I), on voit que les lames-supports sont placées

l'une au-devant de l'autre et qu'elles débordent latéralement
de chaque côté l'axe de l'arbre, chacune d'une certaine longueur, c'est-à-dire que le boulon-pivot n'est pas situé à
l'extrémité de la lame. Il résulte de cette disposition que
chaque lame-support figure deux bras de levier, suppor-
tant chacun une partie du poids d'un des deux brancards
du même étage. La portion la plus longue donne attache à
la hampe externe d'un brancard ; la portion la plus courte,
à la hampe interne de l'autre brancard. Il n'existe donc
pas de porte-à-faux.

Il importe de remarquer que le boulon-pivot *ne travaille
jamais ;* il sert simplement de pivot pour relever et placer
horizontalement les lames-supports au moment de l'emploi
de l'appareil, ou pour les rabattre le long de l'arbre lorsqu'il est utile de rendre disponible l'intérieur du wagon,
de transporter l'appareil ailleurs ou de l'emmagasiner.

La disposition des lames-supports en trois étages superposés donne la faculté de transporter *six* blessés par chaque moitié du wagon, *douze* par vagon entier et *dix-huit*
en cas de nécessité urgente, tout en laissant un espace
suffisant pour circuler autour des brancards. (Pl. II, fig. 1
fig. 2 et fig. 4.)

La conception et la construction de l'appareil reposent
sur ces données :

1° Isoler l'appareil dans l'espace compris entre les quatre parois du wagon, sans points de continuité ou de conti-
guité avec les parois ;

2° Point d'appui *unique*, pris à l'angle droit sur l'axe
médian longitudinal du wagon, c'est-à-dire au *centre de
mouvement*, condition qui constitue un appareil *axial* dans
le sens absolu du mot ;

3° Rigidité dans le sens vertical;

4° Elasticité dans le sens antéro-postérieur;

5° Flexibilité dans le sens transversal.

L'isolement *absolu* de l'appareil dans l'espace serait la situation idéale pour garantir les blessés des vibrations des parois et des soubresauts du wagon. Cette condition ne pouvant être obtenue complètement, les lames-supports qui soutiennent les brancards sont portées par un arbre reposant *verticalement* sur *l'axe médian longitudinal* du wagon, point du plancher qui possède le plus d'élasticité. Pour isoler du plancher cet arbre, son extrémité inférieure appuie sur des rondelles en caoutchouc, renfermées dans la crapaudine. (Pl. I. Coupe de la crapaudine).

La situation verticale de cet arbre *au centre de mouvement,* ainsi que l'attache à *angle droit* sur cet arbre des lames-supports en acier, ont pour résultat de rompre les trépidations et les vibrations du plancher, les soubresauts du wagon et les impulsions dues à la marche.

La rigidité des lames-supports dans le sens vertical, évite les oscillations verticales, cette danse constante des brancards pendant la marche, insupportable pour les blessés et les malades. L'élasticité des ressorts du wagon, quoique minime, jointe à celle de la région axiale du plancher qui fournit le point d'appui, sont suffisantes pour préserver du cahotage et des soubresauts l'arbre qui soutient les lames-supports; l'élasticité des hampes des brancards, supportées par les griffes, accroît l'atténuation des réactions et des impulsions obtenue déjà par le dispositif de l'arbre.

L'élasticité des lames-supports dans le sens antéro-postérieur préserve les brancards d'une traction ou d'une poussée brusque au démarrage, aux arrêts ou par un coup de tampon. Dans ces circonstances, les brancards agissant comme corps inertes soutenus dans l'espace, ne participent à aucun de ces mouvements, puisqu'ils n'ont aucun point de contact avec les parois du wagon. Tout le monde connaît l'expérience du sou placé sur une feuille de papier sur une table ; si l'on tire brusquement la feuille de papier, le sou reste en place. Les lames-supports sont obligées, pour transmettre le mouvement, d'attirer les brancards ; mais leur flexibilité adoucit ou annihile la brusquerie de la traction.

L'arbre est en fer creux ; sa rigidité n'est pas absolue. Maintenu verticalement par ses deux extrémités seulement sur l'axe médian longitudinal du wagon, sous l'influence des impulsions latérales produites par le bercement du wagon dans le passage des courbes, il fléchit, sous le poids de la charge, d'une manière imperceptible, mais cependant suffisante pour rompre les impulsions latérales et éviter le roulis des blessés sur les couchettes.

Ces conditions réunies agissent simultanément ou successivement suivant le sens de la force prédominante, paralysent ou détruisent les vibrations, les soubresauts, les trépidations, les oscillations verticales, les chocs antéro-postérieurs et les impulsions latérales.

La situation des brancards de chaque côté de l'axe médian longitudinal du wagon, laisse un espace de 40 centimètres entre les brancards et les parois et, à la partie médiane, entre les brancards, suffisant pour permettre au personnel une circulation facile autour des blessés, de leur donner les soins que nécessite leur état, de pouvoir tenir les parois du wagon dans un parfait état de propreté. (Pl. II, fig. 4. Coupe horizontale).

La disposition des blessés en étages offre l'avantage

d'installer commodément plusieurs blessés dans un petit espace et de permettre une évacuation prompte et rapide d'un grand nombre de blessés avec un petit nombre de wagons. Cette considération répond aux nécessités imposées par le nombre considérable de blessés qui sera le résultat des effectifs des armées de l'avenir, et par le matériel restreint dont pourra disposer le service de santé pour la constitution des trains sanitaires.

La conformation et la construction de l'appareil permettent de charger ou de décharger indistinctement et individuellement les blessés, sans troubler la stabilité de l'appareil ; de l'adapter *promptement* et *immédiatement*, sans le concours d'aucun accessoire, dans l'intérieur des wagons couverts de tous les types et sur les wagons plate-forme ; de pouvoir servir également pour le transport des blessés en bateaux ou en charrettes ; de pouvoir être employé pour improviser des tentes-ambulances autour des hôpitaux de campagne et d'évacuation ; enfin de pouvoir être utilisé en temps de paix pour l'installation d'ambulances sur les lieux de stationnement momentané des troupes. (Pl. II, III, IV).

La simplicité et la solidité de l'appareil axial, ainsi que ses qualités primordiales, en font incontestablement un véritable appareil de campagne, susceptible de rendre les plus utiles services tant à l'armée qu'aux sociétés de secours aux blessés.

Cet appareil a été présenté à Paris à la *Société des ingénieurs civils*, à la séance dernière, par M. G. Cerbelaud, ingénieur des arts et manufactures, inspecteur du mouvement des chemins de fer de ceinture. J'en ai fait le sujet d'une conférence à la Société Gay-Lussac.

Manœuvre de l'appareil axial.

MONTAGE DE L'APPAREIL DANS UN WAGON A PAVILLON SOUTENU PAR UN FAÎTAGE.

Pour dresser l'appareil axial dans l'intérieur d'un wagon, dont le pavillon est soutenu pour un *faîtage*, un homme place dans le fond du wagon l'arbre à *fourche simple*, de manière que le socle repose sur l'axe médian longitudinal du wagon. Il incline l'arbre dans le sens du faîtage et le relève en faisant glisser le faîtage du pavillon entre les joues de la fourche A ; il tourne la douille B jusqu'à ce que la base de la fourche A touche le dessous du faîtage. L'homme s'assure alors que l'arbre est bien vertical, que les rainures de la collerette E sont bien dirigées perpendiculairement à l'axe médian longitudinal du wagon ; puis il serre à fond la douille B pour caler l'arbre entre le faîtage du pavillon et le plancher du wagon. Il serre enfin l'écrou à oreilles *a* de la fourche A. (Pl. II, fig. 1, fig. 2, fig. 4, et Pl. III).

Le second arbre, à *fourche double,* est mis sur l'axe médian longitudinal du wagon, à une distance du premier arbre égale à la longueur de la *toile du brancard.* Il est très important de bien prendre cette distance, afin que les brancards soient supportés par *la partie de la hampe qui est contiguë aux traverses antérieure et postérieure du brancard;* en suspendant les brancards par les extrémités seulement des hampes, on exposerait les malades à des oscillations verticales, dues à la grande flexibilité des hampes.

2

L'arbre à fourche double mis à la place qu'il doit occuper, l'homme dispose la traverse à coulisse *c* de l'arbre, de manière que l'ouverture des deux fourches A corresponde au faîtage du pavillon ; il incline l'arbre et le redresse en glissant le faîtage du pavillon dans les joues des deux fourches A. Après s'être assuré de la bonne position de l'arbre et de la direction des rainures de la collerette E, il tourne le plus possible la douille B pour caler l'arbre, serre les écrous à oreille *a'* pour fixer les fourches, ainsi que l'arbre à sa traverse *c*.

Les deux arbres dressés bien verticalement et solidement calés, on élève successivement les lames-supports D de chaque étage, en faisant tourner, autour du boulon-pivot *e*, la lame-support *la plus rapprochée de l'arbre* jusqu'à ce qu'elle ait une *position horizontale ;* on la repousse alors sur la collerette E de l'arbre et on la place de *champ* dans la rainure la plus proche de l'arbre. On fait pivoter la seconde lame-support jusqu'à ce qu'elle ait une direction horizontale et, de la même manière, on la place de champ dans la seconde rainure. On serre très fortement les écrous à oreilles *a"*, pour immobiliser les lames-supports ; par une semblable manœuvre, on élève les lames-supports des autres étages.

MONTAGE DE L'APPAREIL DANS UN WAGON A PAVILLON SOUTENU PAR DES COURBES TRANSVERSALES.

L'installation des arbres dans un wagon dont le pavillon est supporté par des *courbes transversales,* ne mérite une mention spéciale que pour l'arbre à *fourche double.*

La distance des arbres, condition essentielle de la bonne

suspension des malades ou blessés, étant déterminée par la longueur de la toile du brancard, il peut arriver que le sommet de l'arbre à fourche double ne corresponde pas à une courbe transversale du pavillon ; qu'il aboutisse à un espace compris entre deux courbes transversales. Il est donc utile d'indiquer la manière de fixer, dans cette condition, le sommet de cet arbre. (Pl. II, fig. 1).

Le premier arbre étant dressé de la manière qu'il a été dit plus haut, le second arbre à fourche double est mis à la place déterminée par la longueur de la toile du brancard. L'homme dispose la traverse c de l'arbre de manière que les deux fourches A présentent exactement leur ouverture aux deux courbes de pavillon qui interceptent l'espace situé au-dessus de l'arbre. Pour cela, l'homme fait glisser la traverse c d'une longueur nécessaire pour amener les fourches A au niveau des deux courbes de pavillon ; il tourne l'ouverture des fourches A suivant la direction des courbes de pavillon, il incline l'arbre *dans le sens de ces courbes* et les fait glisser, en redressant l'arbre verticalement, entre les joues des deux fourches A. Un premier tour de la douille B immobilise provisoirement l'arbre et permet de rectifier sa position, ainsi que la direction des rainures de la collerette de l'arbre ; la douille B est enfin tournée à fond pour bien caler l'arbre et l'on serre les écrous à oreilles a et a'.

MONTAGE DE L'APPAREIL SUR UN WAGON PLATE-FORME.

Pour dresser l'appareil axial sur un wagon plate-forme ou truc, on couche sur le wagon les quatre arbres transversalement à l'axe longitudinal du wagon, les fourches tournées du même côté, et à distance l'un de l'autre égale à la longueur de la toile des brancards ; on passe un chevron rectangulaire dans les fourches des arbres et l'on serre les vis de pression à oreilles *a*.

Quatre hommes dressent simultanément les arbres ; ils les maintiennent dans cette position pendant que l'on fixe chaque extrémité du chevron, à l'aide d'une corde attachée aux parois latérales du wagon. (Pl. II, fig. 3).

On s'oppose aux oscillations antéro-postérieures, du reste faibles, du chevron, en le fixant par une corde aux parois antérieure et postérieure du wagon ; les arbres sont ensuite calés en tournant le plus possible les douilles B de chaque arbre, qui ont pour effet d'augmenter la hauteur des arbres et de tendre fortement les cordes de brélage.

Si ces cordes se relâchaient pendant la marche par suite de l'état hygrométrique de l'air, un léger mouvement de rotation des douilles B leur donnerait de nouveau la tension nécessaire. Le chevron remplace dans cette installation le faîtage du pavillon des wagons couverts.

Le matériel décrit plus bas pour l'installation des tentes ambulances donne sur les wagons plate-forme un aménagement très stable, qui permet de constituer des trains sanitaires avec ce type seul de wagon ; cette faculté, que n'offre aucun appareil connu, est très avantageuse en temps de guerre, car elle augmente considérablement le matériel dont pourra disposer le service de santé pour le transport des blessés.

A leur arrivée à destination, après le déchargement des blessés et malades, les wagons de ces trains sanitaires seront employés à la constitution de trains de ravitaillement, de munitions et de vivres, sans qu'il soit indis-

pensable de démonter l'aménagement fait par le service de
santé ; il suffira de fermer les lames supports de chaque
arbre. Si la nature du chargement, artillerie, voitures, etc.,
nécessite absolument une mesure contraire, le matériel
sera démonté en quelques minutes, placé sur un wagon
et retourné au lieu de départ. L'appareil se dressant sans
le concours d'aucun accessoire, il retournera toujours
complet et sans avoir subi aucune détérioration.

Tentes ambulances.

On a construit divers types de tentes destinées à recevoir en temps de guerre des blessés et des malades ; tous
ces types sont très lourds et d'un prix de revient fort
élevé par lit. Le dispositif de l'appareil axial permet d'installer des tentes ambulances moins pesantes, revenant
bien moins cher, plus faciles à transporter et d'un montage fort rapide, pouvant servir à l'aménagement d'*hôpitaux de campagne de première ligne* et d'annexes pour
l'installation provisoire des blessés et des malades, en
attendant leur évacuation.

L'aménagement d'un hôpital de campagne est constitué
par un certain nombre de tentes ambulances comprenant
par tente ambulance : deux appareils, un chevron rectangulaire de six mètres environ de longueur pour former
le faîtage, quatre cordes de brélage en fil de fer amal-
game, six piquets, une toile de tente en coton et une autre
en toile imperméabilisée.

Lorsque l'emplacement de l'hôpital de campagne est
choisi et préparé, on couche sur le sol destiné à chaque
tente ambulance, les quatre arbres en fer creux, parallèle-

ment, à une distance les uns des autres égale à la longueur
de la couchette, les fourches A dirigées du même côté. On
passe le chevron dans les fourches A et l'on serre fortement
les vis de pression *a*. Quatre hommes dressent verticalement
les arbres; ils descendent les douilles B *au point le plus
bas*, pendant que l'on attache aux piquets enfoncés dans
le sol les cordes qui fixent les extrémités du chevron. La
position et la direction des arbres étant bien vérifiées et
rectifiées, les deux linteaux en fer du chevron sont abattus
et les quatre arbres calés solidement, en tournant les
douilles B *jusqu'à ce que les cordes soient très fortement
tendues*.

On obtient ainsi *en quelques minutes* une charpente en
fer extrêmement solide, d'une baraque ou d'une tente,
contenant dix-huit couchettes. Cette charpente est recou-
verte de la toile en coton, que l'on fixe aux piquets des
cordes. La toile imperméabilisée sert à former une
deuxième enveloppe au-dessus de la première, supportée
et assujettie par les mêmes moyens. (Pl. IV.)

Le transport de ce matériel est aussi commode que le
montage et le démontage de chaque tente ambulance sont
simples et rapides. Les toiles sont détachées, pliées ou
enroulées autour du chevron; les quatre arbres des deux
appareils sont attachés ensemble ou par paires, et le tout
est placé dans un fourgon. Le poids total est de 350 kilogrammes et le prix de 600 fr., soit 33 fr. par lit.

La tente d'hôpital, système Tollet B grand modèle, pèse
1,200 kilogrammes; son prix est de 3,160 fr.; elle ne
peut contenir que dix-huit lits, ce qui met à 175 fr. le prix
de chaque lit. La tente d'hôpital, système Tollet C petit
modèle, pèse 600 kilogrammes; son prix est de 1,500 fr.;
elle ne peut recevoir que huit à dix lits au maximum. La

tente d'ambulance, système Tollet A, pèse 115 kilogrammes, son prix est de 503 fr.; on dit qu'il est possible d'y faire entrer dix-huit hommes *couchés à terre!*

Dix tentes ambulances constitueraient un hôpital de campagne essentiellement mobile, pouvant recevoir cent quatre-vingt blessés ou malades. Un chariot de parc suffit aisément au transport de ce matériel.

Si l'on remarque que ces tentes ambulances s'installent aussi facilement et plus promptement sur les wagons plateforme, on voit tous les avantages qui résultent en campagne de la faculté de pouvoir les utiliser alternativement, suivant les circonstances, pour constituer des trains sanitaires, ou installer en rase campagne un hôpital de campagne de première ligne, à proximité des ambulances divisionnaires.

On peut de même improviser rapidement, avec un seul appareil axial, dans une cour, une remise, sous un hangar, une installation de six lits, au voisinage du champ de bataille, du lieu de stationnement ou de cantonnement des troupes. Dans ces circonstances, l'emploi de l'appareil axial sera d'une grande ressource, car dans les fermes et les hameaux le matériel nécessaire à l'installation des blessés et des malades fait presque toujours défaut.

MONTAGE DE L'APPAREIL DANS LES VOITURES D'AMBULANCE.

Dans mon rapport sur les manœuvres du 12ᵉ corps d'armée, j'ai signalé en 1886, comme médecin-chef de la 23ᵉ division, l'utilité de certaines modifications à apporter dans la construction des voitures d'ambulance, princi-

palement dans le mode d'attache des hampes des brancards
pour le transport des blessés; je proposai alors de rem-
placer ce mode d'attache par la suspension faites sur *des
tiges métalliques prenant leur point d'appui sur l'axe
médian,* c'est-à-dire par l'appareil de suspension axial.

Le système d'attache actuel est très défectueux. Les
brancards sont solidaires des parois de la voiture; ils en
reçoivent les à-coups brusques, les chocs et les soubresauts produits par les obstacles ou les inégalités de ter-
rains que rencontrent les roues. Il en résulte, en outre,
un balancement incessant et un cahotement qui rend ce
mode de transport très pénible, sinon impossible, pour les
blessés graves, sur une route parfaitement entretenue.
Ces inconvénients seront bien plus sensibles et beaucoup
plus sérieux, lorsque les voitures d'ambulance chemine-
ront à travers champs, pour venir en aide pendant l'action
aux brancardiers qui, dans bien des circonstances, seront
insuffisants pour desservir les postes de secours. Ces voitures sont destinées également à effectuer en temps opportun l'évacuation des blessés des ambulances sur les hôpitaux de campagne; il est donc de la plus grande utilité
qu'elles soient disposées de telle sorte qu'elles répon-
dent, dans la mesure du possible, aux besoins du service
auquel elles sont affectées.

L'appareil de suspension axial atteint ce but, en isolant
les brancards des parois de la voiture et en les rendant
indépendants des cahots et des balancements produits par
la marche; il ne possède, pour les voitures, que quatre
lames-supports et s'adapte indifféremment aux voitures
à deux et à quatre roues. Les blessés, couchés dans les
brancards qu'il supporte, se trouvent dans des conditions
suffisamment avantageuses pour permettre leur transport

à courte distance, malgré les saccades brusques et la grande amplitude des mouvements du véhicule.

Le modèle de voiture à deux roues, que j'ai proposé en 1886, a été offert au musée du Val-de-Grâce; il contient l'appareil de suspension axial, pourvu de ses quatre brancards.

L'appareil est dressé dans la voiture comme il a été indiqué pour son installation dans un wagon. Lorsqu'il n'est plus utile, on le place, avec les brancards, dans le caisson de la voiture et l'on relève les banquettes latérales intérieures, qui peuvent contenir dix blessés ou malades assis. *L'aménagement de cette voiture permet donc de transporter quatre blessés sur brancards, ou bien deux blessés couchés sur les brancards supérieurs et huit blessés assis sur les banquettes latérales;* on peut enlever un blessé de sur un brancard sans nuire à la stabilité de l'appareil. La manœuvre pour le chargement des blessés est la même que pour leur chargement en wagon.

La caisse de cette voiture, *absolument indépendante des brancards,* repose directement sur un essieu coudé, au moyen d'un ressort-levier d'une forme spéciale ; les brancards de la voiture sont fixés sur l'essieu par l'intermédiaire d'un ressort à pincette ordinaire, qui évite le *vannage* pendant la marche.

Ce système de montage de la caisse rend la suspension plus douce, plus uniforme et plus élastique. Tout le poids de la charge reposant sur l'essieu seulement, il en résulte que le cheval ne porte pas dans une descente rapide, ou qu'il n'est pas soulevé par la ventrière en gravissant le talus de la route pour entrer dans les champs; il conserve ainsi tous ses moyens pour la traction.

INSTALLATION DANS UN BATEAU OU SUR UNE CHARRETTE.

L'installation de l'appareil axial dans l'intérieur d'un bateau est faite par une manœuvre semblable à celle de son installation dans l'intérieur d'un wagon couvert. L'aménagement de l'appareil dans un bateau plat ou sur une charrette a lieu en dressant les arbres au milieu du bateau ou de la charrette, comme pour installer l'appareil sur un wagon plate-forme. Les cordes qui fixent les extrémités du chevron sont amarrées aux bords du bateau ou aux parois de la charrette.

Des expériences d'aménagement d'un bateau plat ont été faites sur la Vienne; une réduction du bateau aménagé a été donnée au musée du Val-de-Grâce. Des essais d'installation de l'appareil axial sur une charrette ont été également pratiqués et ont donné l'un et l'autre d'excellents résultats. Enfin, l'installation de l'appareil sur le plancher d'une salle, à l'aide seulement de quelques petites cordes, ainsi qu'il a été fait le jour de la présentation de l'appareil à la Société Gay-Lussac, démontre surabondamment la variété, la facilité et la simplicité de l'emploi de l'appareil axial.

CHARGEMENT DES BRANCARDS.

Les porteurs entrent dans le wagon suivant la marche ordinaire; l'homme de tête *fait face* au blessé et passe à reculons entre la paroi du wagon et l'extrémité des lames-supports. Lorsque l'homme des pieds est arrivé au niveau des lames-supports, les porteurs, par un mouvement d'ensemble de dehors en dedans, engagent les hampes des brancards dans les griffes *d* des lames-supports. Le déchargement s'exécute par un mouvement en sens inverse.

Lorsque quatre arbres sont dressés dans l'intérieur d'un wagon, il faut charger préalablement les brancards aux étages supérieurs et inférieurs. L'espace vacant des étages moyens donne une très grande facilité aux porteurs pour tourner dans le wagon et prendre la direction parallèle à la voie, qu'ils doivent avoir pour accrocher les brancards aux griffes. La *griffe externe* des lames-supports est mobile pour permettre d'accrocher un brancard, quelle que soit sa largeur.

DÉMONTAGE DE L'APPAREIL.

Pour démonter l'appareil, on rabat d'abord les lames-supports. Pour cela, un homme desserre les écrous à oreilles *a″*, soulève la lame-support la plus éloignée de l'arbre pour la sortir de la rainure, et, la faisant tourner autour du boulon-pivot, il l'applique le long de l'arbre. L'homme ferme de la même manière la lame-support la plus proche de l'arbre. Il rabat de même celle des autres étages et les fixe autour de l'arbre avec la courroie des griffes.

Les lames-supports rabattues le long des arbres, l'appareil peut demeurer en place dans le wagon, comme de minces montants métalliques qui supporteraient le faîtage. On peut dès lors disposer de l'intérieur du wagon pour le chargement de munitions, de vivres ou de troupes. Cet avantage qu'offre l'appareil axial, n'est présenté par aucun appareil connu; il mérite d'être pris en considération, car il permet au commandement et au service de santé d'utiliser alternativement, tant à l'aller qu'au retour, le même matériel mis à leur disposition par les compagnies de chemins de fer.

Si l'on désire transporter l'appareil axial ailleurs ou l'emmagasiner, un homme desserre successivement les écrous a et a' de l'extrémité supérieure; il abaisse à fond la douille B et met l'arbre sur l'épaule pour le descendre du wagon.

Expériences.

La première expérience de l'appareil axial a été faite à à Limoges, le 29 octobre 1887, dans un wagon couvert à marchandises, *sur invitations personnelles*, en présence de M. le Directeur du service de santé du XIIᵉ corps d'armée, de tous les médecins militaires de la garnison et de quelques membres de sociétés de secours aux blessés. Le chemin de fer des Charentes, dont la voie est moins bonne et les courbes plus brusques que sur la ligne de Limoges à Paris, avait été choisi de préférence pour cette expérience.

Au départ, le wagon est attelé à un train de marchandises, à *marche lente;* les cahots, les chocs, les trépidations, sont vivement ressentis par tous les assistants. Les hommes couchés dans les brancards déclarent s'y trouver très bien. La disposition des brancards permettant aux assistants de circuler autour des blessés fictifs, chacun les interroge, les observe ou se couche dans un brancard pour se rendre compte personnellement des effets éprouvés.

Après un trajet de douze kilomètres, à Aixe, le wagon est décroché. Avant de l'atteler, pour le retour, à un train *rapide*, on essaie les effets de coups de tampons. Les hommes couchés dans les brancards n'éprouvent aucun choc, tandis que les assistants sont chaque fois violemment déplacés.

Au retour, les chocs et les cahots sont moins violents, à cause de la grande vitesse du train, mais les assistants ressentent plus vivement la trépidation du wagon, qui passe inaperçue aux hommes couchés dans les brancards ; dans les courbes brusques de la voie, les impulsions latérales font osciller les personnes debout, quelques-unes perdent l'équilibre, tandis que les blessés fictifs sont préservés du roulis par le mouvement de flexion à peine perceptible des arbres ; ils demeurent immobiles sur leurs couchettes.

Cette expérience a donné les résultats les plus favorables. On a constaté à *l'unanimité :* que l'appareil s'adapte immédiatement à tous les types de wagons, sans aucune modification préalable ; que la situation du point d'appui des arbres sur l'axe médian longitudinal du plancher, met l'appareil à l'abri des trépidations du wagon ; que les rondelles en caoutchouc de la crapaudine s'opposent à la transmission des vibrations du plancher ; que la suspension des brancards à des lames-supports, rigides verticalement et en équerre sur l'arbre, préserve les blessés des chocs brusques, des cahots et des balancements ; que l'élasticité des lames-supports dans le sens antéro-postérieur annihile les chocs déterminés par les coups de tampons ; que la flexibilité des arbres rompt les impulsions latérales qui occasionnent le roulis des blessés sur leurs couchettes ; que chaque blessé, indistinctement et indivi-

duellement, peut être enlevé, sans déranger les autres
blessés et sans troubler la stabilité de l'appareil; que le
personnel médical et les servants ont toute facilité pour
circuler autour de chaque blessé et leur donner commodément les soins techniques ou alimentaires qui leur sont
nécessaires pendant le trajet; que le plancher peut être
entretenu dans un parfait état de propreté au-dessous et
autour des blessés.

Ces résultats éminemment avantageux ont été confirmés
en totalité par l'expérience *officielle* faite le 3 février 1888,
pendant le trajet de Paris à Mantes, devant la sous-
commission militaire des trains sanitaires, présidée par
M. le colonel Condren du 22° d'artillerie.

L'appareil axial fut dressé à la gare Saint-Lazare dans
une moitié de wagon couvert à marchandises, appartenant
à la Compagnie du chemin de fer de l'Ouest; dans l'autre
moitié du wagon on expérimentait une modification de
l'appareil Bry, *en un étage,* présentée par M. Ameline,
ingénieur du chemin de fer de l'Ouest, et une disposition
de l'appareil Bry *en deux étages,* imaginée par M. Dela-
housse, médecin principal de 1ʳᵉ classe.

Pendant le trajet de Paris à Mantes et au retour, l'appareil axial fut examiné par les membres de la Sous-Commission militaire des trains sanitaires, qui se placèrent
dans les couchettes pour mieux apprécier la bonne installation des blessés.

Aucune critique ne fut faite, tant sur le dispositif de
l'appareil que sur l'installation des blessés fictifs.

Aussitôt après l'expérience, au retour à Paris, l'appa-
reil axial fut démonté, les pièces provisoires enlevées,
l'appareil déposé aux Batignolles et envoyé quelques
jours après à Limoges par les soins de M. le médecin-

major de 1ʳᵉ classe Viry et de M. l'officier d'administra-
tion principal Dujardin.

La Sous-Commission militaire des trains sanitaires émit
l'avis, *à l'unanimité,* que l'appareil axial serait de nouveau
expérimenté et étudié, qu'on ferait construire un nombre
suffisant d'appareils pour aménager deux wagons par compagnie et que les études seraient poursuivies à Paris
même.

Ces propositions furent soumises à la Commission militaire supérieure des chemins de fer. Cette Commission
décida que : « *il convient de remercier M. Gavoy de son
intéressante proposition, mais il n'y a pas lieu de faire
de nouvelles expériences avec les appareils à deux étages,
cette disposition étant, en principe, repoussée par la
Commission.* »

L'appareil axial fut donc repoussé, bien que la seule et
unique expérience officielle qui ait été faite lui fût favora-
ble en tous points, par ce seul motif..... qu'il possède
plusieurs étages !.....

Mais si l'on considère que les effectifs des armées de
l'avenir et les engins meurtriers dont disposeront les combattants, permettent de présumer que le nombre de blessés
sera hors de toute prévision et en disproportion énorme
avec le matériel restreint dont on pourra disposer pour
constituer des trains d'évacuation, on peut dès lors aisément estimer que la Commission militaire supérieure des
chemins de fer abandonnera bientôt son principe de n'employer que des appareils à *un étage;* qu'elle reconnaîtra
l'utilité et la nécessité de faire usage d'appareils à *plusieurs étages,* pour faciliter l'évacuation des blessés. La

Commission militaire supérieure des chemins de fer sera donc obligée de reprendre un jour ses études et ses expériences de l'aménagement des wagons à marchandises pour le transport des blessés. Ces expériences auront pour résultat immédiat de démontrer la grande difficulté de trouver un bon appareil de campagne, répondant à toutes les données du problème. Elles mettront, en outre, en relief les qualités vraiment exceptionnelles et multiples de l'appareil axial.....

Espérons que la France, pour qui cet appareil a été construit, ne sera pas la dernière puissance à l'adopter !...

Limoges, mars 1888.

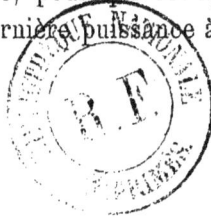

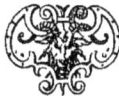

Appareil de suspension axial

Légende

A. *Fourche*
a a a' *écrous à oreilles*
B. *Douille*
C. *Bague mobile à coulisse*
D. *Lames supports*
d. *Grille pour l'attache des brancards*
E. *Collerette servant d'appui sur lames supports*
e. *Boulon-pivot*
F. *Dispositif assurant l'extrémité inférieure de tube*

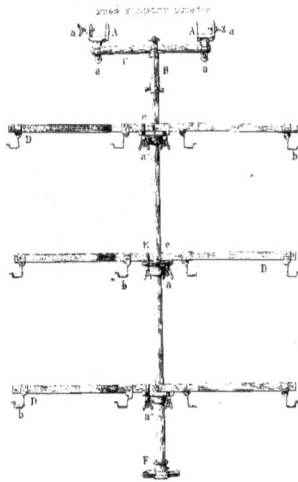

Lames supports fermées

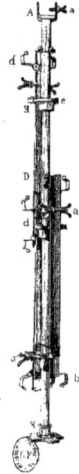

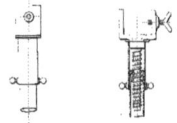

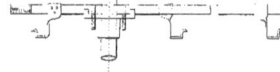

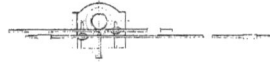

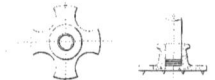

2. Pavillon soutenu par un faîtage.
Coupe transv. Ech. 1/40 12 ou 18 blessés

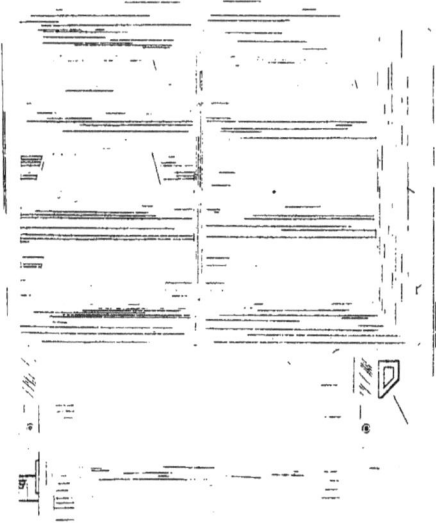

...xial sur une plateforme   12 ou 18 blessés.

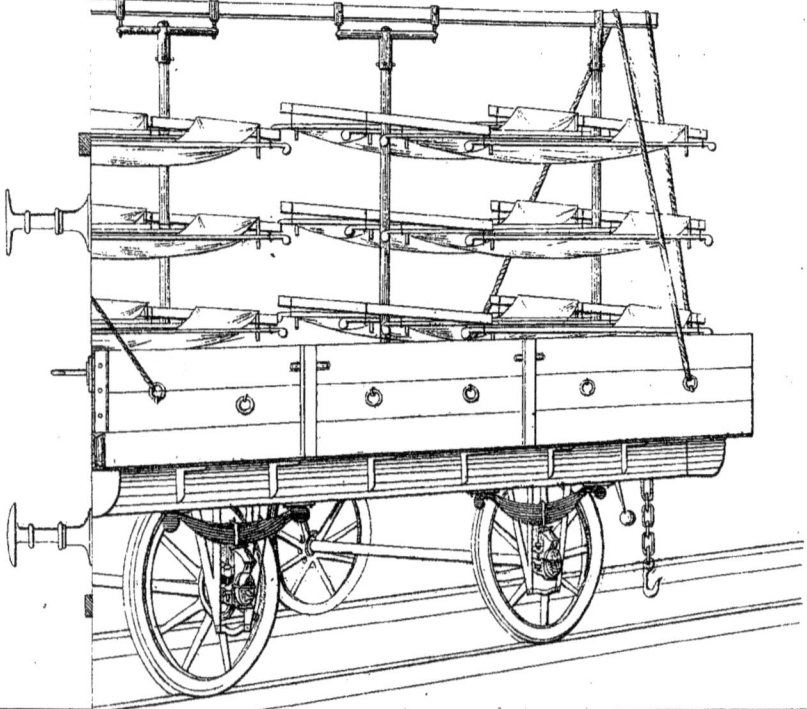

Transport des blessés en chemin de fer

Fig.1 Pavillon soutenu par des courbes transversales
Coupe long. Ech. 1/50 12 ou 18 blessés.

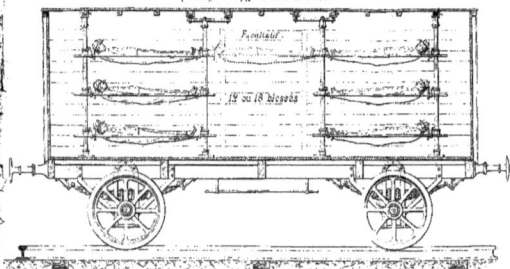

Fentlait.

12 ou 18 blessés

Fig.2 Pavillon soutenu par un faitage.
Coupe transv. Ech. 1/50 12 ou 18 blessés.

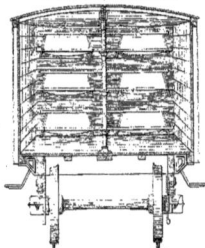

Fig.4. Coupe horizontale

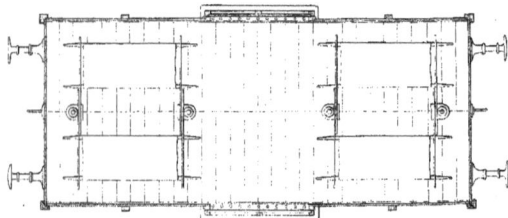

Fig.3 Appareil axial sur une plateforme   12 ou 18 blessés.

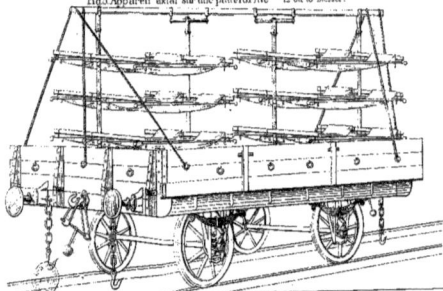

Pl. III

APPAREIL AXIAL

Dressé dans une moitié de Wagon à marchandises

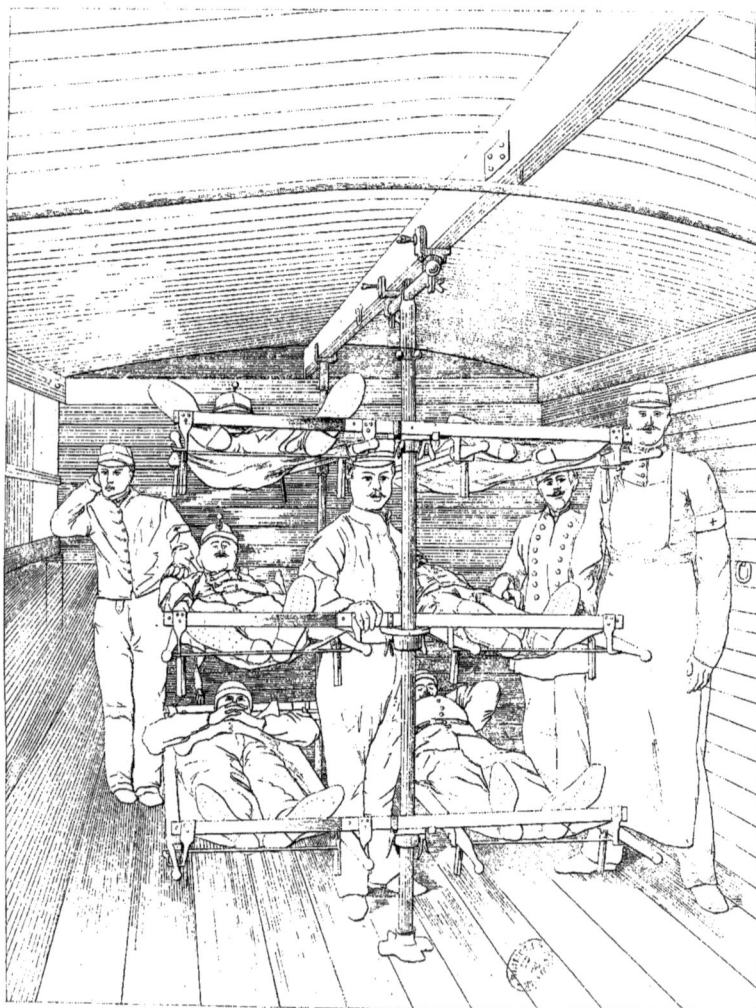

Six malades superposés en trois étages, des infirmiers circulent entre les brancards et autour des malades

Pl. IV

APPAREIL AXIAL

Dressé dans une cour sous forme de tente ambulance

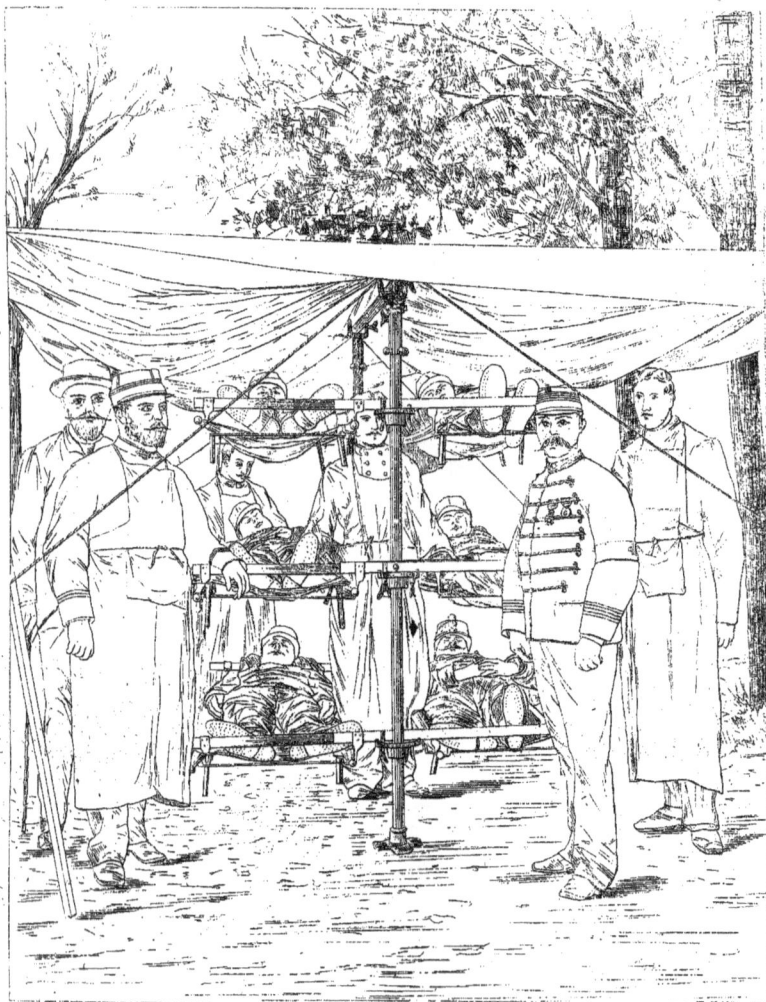

Six malades superposés en trois étages, des infirmiers circulent entre les brancards et autour des malades